Dieses Tagebuch gehört:

....

Du bist stärker als du weißt, mutiger als du glaubst und schlauer als du denkst.

Herzlich Willkommen zu Deinem Therapie-Tagebuch!

Da du dieses Buch in der Hand hälst, scheint es Dir gerade nicht gut zu gehen. Du befindest Dich wahrscheinlich in einer sehr schwierigen Zeit in Deinem Leben, die es zu meistern gilt. Der erste Schritt ist bereits getan: Du hast Dich für eine Therapie entschieden! Du bist also nicht nur mutig und stark, sondern zudem auch ziemlich schlau: Denn Du willst ein glücklicheres Leben führen! Dieses Buch ist ab jetzt Dein ständiger Begleiter, dem Du alle Gefühle & Gedanken anvertrauen kannst.

Notierst Du all Deine Therapieergebnisse, Konfliktlösungen, die Sitzungsdaten und Vorbereitungen auf die Termine wirst Du schon bald Fortschritte erkennen!

Und vergiss nie:

Das Leben, das noch vor dir liegt ist so viel wichtiger als das, was hinter dir liegt.

Meine .... Sitzung

Datum: Dauer:

Uhrzeit: Wochentag:

Nächste Sitzung am:

Thema der Sitzung: ....

....

Von welchen wichtigen Erlebnissen/
Situation möchte Ich erzählen?

....

....

....

....

....

....

....

....

Welche Probleme beschäftigen mich im Moment?

....
....
....
....

Wie empfinde Ich aktuell die Beziehung zu meinem Therapeuten?

....
....

Allgemeine Fragen an den Therapeuten:

....
....
....
....

Antworten des Therapeuten:

....
....
....

Ergebnisse

Das ist die gemeinsam erarbeitete
Lösung:

....

....

....

....

....

....

....

....

Andere Ergebnisse, Vorschläge &
Tipps aus der Sitzung:

....

....

....

....

....

Das würde ich gerne ansprechen, traue mich aber (noch) nicht:

....

....

Im Anschluss an die Sitzung habe ich es doch gefragt?

☐ ja   ☐ nein

Das möchte ich das nächste Mal fragen:

....

....

....

....

Weitere Notizen und Gedanken:

....

....

....

....

....

Meine .... Sitzung

Datum: Dauer:

Uhrzeit: Wochentag:

Nächste Sitzung am:

Thema der Sitzung: ....
....

Von welchen wichtigen Erlebnissen/ Situation möchte Ich erzählen?

....

....

....

....

....

....

....

Welche Probleme beschäftigen mich im Moment?

....
....
....
....

Wie empfinde Ich aktuell die Beziehung zu meinem Therapeuten?

....
....

Allgemeine Fragen an den Therapeuten:

....
....
....
....

Antworten des Therapeuten:

....
....
....

Ergebnisse

Das ist die gemeinsam erarbeitete Lösung:

....

....

....

....

....

....

....

....

Andere Ergebnisse, Vorschläge & Tipps aus der Sitzung:

....

....

....

....

....

Das würde ich gerne ansprechen,
traue mich aber (noch) nicht:

· ·

· ·

Im Anschluss an die Sitzung habe
ich es doch gefragt?

☐ ja ☐ nein

Das möchte ich das
nächste Mal fragen:

· ·

· ·

· ·

· ·

Weitere Notizen und Gedanken:

· ·

· ·

· ·

· ·

· ·

Meine ...... Sitzung

Datum: Dauer:

Uhrzeit: Wochentag:

Nächste Sitzung am:

Thema der Sitzung: ....

....

Von welchen wichtigen Erlebnissen/
Situation möchte Ich erzählen?

....

....

....

....

....

....

....

....

Welche Probleme beschäftigen mich im Moment?

....
....
....
....

Wie empfinde Ich aktuell die Beziehung zu meinem Therapeuten?

....
....

Allgemeine Fragen an den Therapeuten:

....
....
....
....

Antworten des Therapeuten:

....
....
....

Ergebnisse

Das ist die gemeinsam erarbeitete
Lösung:

....

....

....

....

....

....

....

....

Andere Ergebnisse, Vorschläge &
Tipps aus der Sitzung:

....

....

....

....

....

Das würde ich gerne ansprechen, traue mich aber (noch) nicht:

....

....

Im Anschluss an die Sitzung habe ich es doch gefragt?

☐ ja   ☐ nein

Das möchte ich das nächste Mal fragen:

....

....

....

....

Weitere Notizen und Gedanken:

....

....

....

....

....

Meine .... Sitzung

Datum: Dauer:

Uhrzeit: Wochentag:

Nächste Sitzung am:

Thema der Sitzung: ....

....

Von welchen wichtigen Erlebnissen/ Situation möchte Ich erzählen?

....

....

....

....

....

....

....

....

Welche Probleme beschäftigen mich im Moment?

....

....

....

....

Wie empfinde Ich aktuell die Beziehung zu meinem Therapeuten?

....

....

Allgemeine Fragen an den Therapeuten:

....

....

....

....

Antworten des Therapeuten:

....

....

....

Ergebnisse

Das ist die gemeinsam erarbeitete Lösung:

:::

:::

:::

:::

:::

:::

:::

:::

Andere Ergebnisse, Vorschläge & Tipps aus der Sitzung:

:::

:::

:::

:::

:::

Das würde ich gerne ansprechen,
traue mich aber (noch) nicht:

. . . .

. . . .

Im Anschluss an die Sitzung habe
ich es doch gefragt?

☐ ja   ☐   nein

Das möchte ich das
nächste Mal fragen:

. . . .

. . . .

. . . .

. . . .

Weitere Notizen und Gedanken:

. . . .

. . . .

. . . .

. . . .

. . . .

Meine ...... Sitzung

Datum: Dauer:

Uhrzeit: Wochentag:

Nächste Sitzung am:

Thema der Sitzung: ....

....

Von welchen wichtigen Erlebnissen/ Situation möchte Ich erzählen?

....

....

....

....

....

....

....

Welche Probleme beschäftigen mich im Moment?

....

....

....

....

Wie empfinde Ich aktuell die Beziehung zu meinem Therapeuten?

....

....

Allgemeine Fragen an den Therapeuten:

....

....

....

....

Antworten des Therapeuten:

....

....

....

Ergebnisse

Das ist die gemeinsam erarbeitete Lösung:

....

....

....

....

....

....

....

....

Andere Ergebnisse, Vorschläge & Tipps aus der Sitzung:

....

....

....

....

....

Das würde ich gerne ansprechen,
traue mich aber (noch) nicht:

....

....

Im Anschluss an die Sitzung habe
ich es doch gefragt?

☐ ja ☐ nein

Das möchte ich das
nächste Mal fragen:

....

....

....

....

Weitere Notizen und Gedanken:

....

....

....

....

....

Meine .... Sitzung

Datum: Dauer:

Uhrzeit: Wochentag:

Nächste Sitzung am:

Thema der Sitzung: ....
....

Von welchen wichtigen Erlebnissen/ Situation möchte Ich erzählen?

....

....

....

....

....

....

....

Welche Probleme beschäftigen mich im Moment?

....

....

....

....

Wie empfinde Ich aktuell die Beziehung zu meinem Therapeuten?

....

....

Allgemeine Fragen an den Therapeuten:

....

....

....

....

Antworten des Therapeuten:

....

....

....

Ergebnisse

Das ist die gemeinsam erarbeitete
Lösung:

....

....

....

....

....

....

....

....

Andere Ergebnisse, Vorschläge &
Tipps aus der Sitzung:

....

....

....

....

....

Das würde ich gerne ansprechen, traue mich aber (noch) nicht:

....
....

Im Anschluss an die Sitzung habe ich es doch gefragt?

☐ ja   ☐ nein

Das möchte ich das nächste Mal fragen:

....
....
....
....

Weitere Notizen und Gedanken:

....
....
....
....
....

Meine .... Sitzung

Datum: Dauer:

Uhrzeit: Wochentag:

Nächste Sitzung am:

Thema der Sitzung: ....
....

Von welchen wichtigen Erlebnissen/ Situation möchte Ich erzählen?

....

....

....

....

....

....

....

....

Welche Probleme beschäftigen mich im Moment?

....

....

....

....

Wie empfinde Ich aktuell die Beziehung zu meinem Therapeuten?

....

....

Allgemeine Fragen an den Therapeuten:

....

....

....

....

Antworten des Therapeuten:

....

....

....

Ergebnisse

Das ist die gemeinsam erarbeitete Lösung:

....

....

....

....

....

....

....

....

Andere Ergebnisse, Vorschläge & Tipps aus der Sitzung:

....

....

....

....

....

Das würde ich gerne ansprechen, traue mich aber (noch) nicht:

....

....

Im Anschluss an die Sitzung habe ich es doch gefragt?

☐ ja   ☐ nein

Das möchte ich das nächste Mal fragen:

....

....

....

....

Weitere Notizen und Gedanken:

....

....

....

....

....

Meine ...... Sitzung

Datum: Dauer:

Uhrzeit: Wochentag:

Nächste Sitzung am:

Thema der Sitzung: ....

....

Von welchen wichtigen Erlebnissen/
Situation möchte Ich erzählen?

....

....

....

....

....

....

....

Welche Probleme beschäftigen mich im Moment?

....

....

....

....

Wie empfinde Ich aktuell die Beziehung zu meinem Therapeuten?

....

....

Allgemeine Fragen an den Therapeuten:

....

....

....

....

Antworten des Therapeuten:

....

....

....

Ergebnisse

Das ist die gemeinsam erarbeitete
Lösung:

....

....

....

....

....

....

....

....

Andere Ergebnisse, Vorschläge &
Tipps aus der Sitzung:

....

....

....

....

....

Das würde ich gerne ansprechen, traue mich aber (noch) nicht:

....

....

Im Anschluss an die Sitzung habe ich es doch gefragt?

☐ ja   ☐ nein

Das möchte ich das nächste Mal fragen:

....

....

....

....

Weitere Notizen und Gedanken:

....

....

....

....

....

Meine .... Sitzung

Datum: Dauer:

Uhrzeit: Wochentag:

Nächste Sitzung am:

Thema der Sitzung: ....
....

Von welchen wichtigen Erlebnissen/ Situation möchte Ich erzählen?

....
....
....
....
....
....
....
....

Welche Probleme beschäftigen mich im Moment?

....

....

....

....

Wie empfinde Ich aktuell die Beziehung zu meinem Therapeuten?

....

....

Allgemeine Fragen an den Therapeuten:

....

....

....

....

Antworten des Therapeuten:

....

....

....

Ergebnisse

Das ist die gemeinsam erarbeitete Lösung:

....

....

....

....

....

....

....

....

Andere Ergebnisse, Vorschläge & Tipps aus der Sitzung:

....

....

....

....

....

Das würde ich gerne ansprechen, traue mich aber (noch) nicht:

....

....

Im Anschluss an die Sitzung habe ich es doch gefragt?

☐ ja ☐ nein

Das möchte ich das nächste Mal fragen:

....

....

....

....

Weitere Notizen und Gedanken:

....

....

....

....

....

Meine .... Sitzung

Datum: Dauer:

Uhrzeit: Wochentag:

Nächste Sitzung am:

Thema der Sitzung: ....

....

Von welchen wichtigen Erlebnissen/ Situation möchte Ich erzählen?

....

....

....

....

....

....

....

....

Welche Probleme beschäftigen mich im Moment?

....

....

....

....

Wie empfinde Ich aktuell die Beziehung zu meinem Therapeuten?

....

....

Allgemeine Fragen an den Therapeuten:

....

....

....

....

Antworten des Therapeuten:

....

....

....

Ergebnisse

Das ist die gemeinsam erarbeitete Lösung:

....

....

....

....

....

....

....

....

Andere Ergebnisse, Vorschläge & Tipps aus der Sitzung:

....

....

....

....

....

Das würde ich gerne ansprechen,
traue mich aber (noch) nicht:

....

....

Im Anschluss an die Sitzung habe
ich es doch gefragt?

☐ ja   ☐ nein

Das möchte ich das
nächste Mal fragen:

....

....

....

....

Weitere Notizen und Gedanken:

....

....

....

....

....

Meine ...... Sitzung

Datum: Dauer:

Uhrzeit: Wochentag:

Nächste Sitzung am:

Thema der Sitzung: ....

....

Von welchen wichtigen Erlebnissen/
Situation möchte Ich erzählen?

....

....

....

....

....

....

....

Welche Probleme beschäftigen mich im Moment?

....

....

....

....

Wie empfinde Ich aktuell die Beziehung zu meinem Therapeuten?

....

....

Allgemeine Fragen an den Therapeuten:

....

....

....

....

Antworten des Therapeuten:

....

....

....

Ergebnisse

Das ist die gemeinsam erarbeitete Lösung:

....

....

....

....

....

....

....

....

Andere Ergebnisse, Vorschläge & Tipps aus der Sitzung:

....

....

....

....

....

Das würde ich gerne ansprechen, traue mich aber (noch) nicht:

....

....

Im Anschluss an die Sitzung habe ich es doch gefragt?

☐ ja   ☐ nein

Das möchte ich das nächste Mal fragen:

....

....

....

....

Weitere Notizen und Gedanken:

....

....

....

....

....

Meine .... Sitzung

Datum: Dauer:

Uhrzeit: Wochentag:

Nächste Sitzung am:

Thema der Sitzung: ....

....

Von welchen wichtigen Erlebnissen/
Situation möchte Ich erzählen?

....

....

....

....

....

....

....

Welche Probleme beschäftigen mich im Moment?

....

....

....

....

Wie empfinde Ich aktuell die Beziehung zu meinem Therapeuten?

....

....

Allgemeine Fragen an den Therapeuten:

....

....

....

....

Antworten des Therapeuten:

....

....

....

Ergebnisse

Das ist die gemeinsam erarbeitete Lösung:

....

....

....

....

....

....

....

....

Andere Ergebnisse, Vorschläge & Tipps aus der Sitzung:

....

....

....

....

....

Das würde ich gerne ansprechen, traue mich aber (noch) nicht:

....

....

Im Anschluss an die Sitzung habe ich es doch gefragt?

☐ ja   ☐ nein

Das möchte ich das nächste Mal fragen:

....

....

....

....

Weitere Notizen und Gedanken:

....

....

....

....

....

Meine .... Sitzung

Datum: Dauer:

Uhrzeit: Wochentag:

Nächste Sitzung am:

Thema der Sitzung: ....

....

Von welchen wichtigen Erlebnissen/
Situation möchte Ich erzählen?

....

....

....

....

....

....

....

....

Welche Probleme beschäftigen mich im Moment?

....

....

....

....

Wie empfinde Ich aktuell die Beziehung zu meinem Therapeuten?

....

....

Allgemeine Fragen an den Therapeuten:

....

....

....

....

Antworten des Therapeuten:

....

....

....

Ergebnisse

Das ist die gemeinsam erarbeitete
Lösung:

....

....

....

....

....

....

....

....

Andere Ergebnisse, Vorschläge &
Tipps aus der Sitzung:

....

....

....

....

....

Das würde ich gerne ansprechen, traue mich aber (noch) nicht:

....

....

Im Anschluss an die Sitzung habe ich es doch gefragt?

☐ ja   ☐ nein

Das möchte ich das nächste Mal fragen:

....

....

....

....

Weitere Notizen und Gedanken:

....

....

....

....

....

Meine .... Sitzung

Datum: Dauer:

Uhrzeit: Wochentag:

Nächste Sitzung am:

Thema der Sitzung: ....
....

Von welchen wichtigen Erlebnissen/ Situation möchte Ich erzählen?

....

....

....

....

....

....

....

Welche Probleme beschäftigen mich im Moment?

....

....

....

....

Wie empfinde Ich aktuell die Beziehung zu meinem Therapeuten?

....

....

Allgemeine Fragen an den Therapeuten:

....

....

....

....

Antworten des Therapeuten:

....

....

....

Ergebnisse

Das ist die gemeinsam erarbeitete Lösung:

....

....

....

....

....

....

....

....

Andere Ergebnisse, Vorschläge & Tipps aus der Sitzung:

....

....

....

....

....

Das würde ich gerne ansprechen,
traue mich aber (noch) nicht:

....

....

Im Anschluss an die Sitzung habe
ich es doch gefragt?

☐ ja ☐ nein

Das möchte ich das
nächste Mal fragen:

....

....

....

....

Weitere Notizen und Gedanken:

....

....

....

....

....

Meine .... Sitzung

Datum: Dauer:

Uhrzeit: Wochentag:

Nächste Sitzung am:

Thema der Sitzung: ....

....

Von welchen wichtigen Erlebnissen/
Situation möchte Ich erzählen?

....

....

....

....

....

....

....

Welche Probleme beschäftigen mich im Moment?

....

....

....

....

Wie empfinde Ich aktuell die Beziehung zu meinem Therapeuten?

....

....

Allgemeine Fragen an den Therapeuten:

....

....

....

....

Antworten des Therapeuten:

....

....

....

Ergebnisse

Das ist die gemeinsam erarbeitete Lösung:

....

....

....

....

....

....

....

....

Andere Ergebnisse, Vorschläge & Tipps aus der Sitzung:

....

....

....

....

....

Das würde ich gerne ansprechen,
traue mich aber (noch) nicht:

....

....

Im Anschluss an die Sitzung habe
ich es doch gefragt?

☐ ja ☐ nein

Das möchte ich das
nächste Mal fragen:

....

....

....

....

Weitere Notizen und Gedanken:

....

....

....

....

....

Meine ...... Sitzung

Datum: Dauer:

Uhrzeit: Wochentag:

Nächste Sitzung am:

Thema der Sitzung: ....

....

Von welchen wichtigen Erlebnissen/
Situation möchte Ich erzählen?

....

....

....

....

....

....

....

....

Welche Probleme beschäftigen mich im Moment?

....

....

....

....

Wie empfinde Ich aktuell die Beziehung zu meinem Therapeuten?

....

....

Allgemeine Fragen an den Therapeuten:

....

....

....

....

Antworten des Therapeuten:

....

....

....

Ergebnisse

Das ist die gemeinsam erarbeitete Lösung:

....

....

....

....

....

....

....

....

Andere Ergebnisse, Vorschläge & Tipps aus der Sitzung:

....

....

....

....

....

Das würde ich gerne ansprechen,
traue mich aber (noch) nicht:

....

....

Im Anschluss an die Sitzung habe
ich es doch gefragt?

☐ ja ☐ nein

Das möchte ich das
nächste Mal fragen:

....

....

....

....

Weitere Notizen und Gedanken:

....

....

....

....

....

Meine .... Sitzung

Datum: Dauer:

Uhrzeit: Wochentag:

Nächste Sitzung am:

Thema der Sitzung: ....

....

Von welchen wichtigen Erlebnissen/ Situation möchte Ich erzählen?

....

....

....

....

....

....

....

Welche Probleme beschäftigen mich im Moment?

....

....

....

....

Wie empfinde Ich aktuell die Beziehung zu meinem Therapeuten?

....

....

Allgemeine Fragen an den Therapeuten:

....

....

....

....

Antworten des Therapeuten:

....

....

....

Ergebnisse

Das ist die gemeinsam erarbeitete Lösung:

....

....

....

....

....

....

....

....

Andere Ergebnisse, Vorschläge & Tipps aus der Sitzung:

....

....

....

....

....

Das würde ich gerne ansprechen, traue mich aber (noch) nicht:

···

···

Im Anschluss an die Sitzung habe ich es doch gefragt?

☐ ja   ☐ nein

Das möchte ich das nächste Mal fragen:

···

···

···

···

Weitere Notizen und Gedanken:

···

···

···

···

···

Meine .... Sitzung

Datum: Dauer:

Uhrzeit: Wochentag:

Nächste Sitzung am:

Thema der Sitzung: ....

....

Von welchen wichtigen Erlebnissen/ Situation möchte Ich erzählen?

....

....

....

....

....

....

....

Welche Probleme beschäftigen mich im Moment?

....

....

....

....

Wie empfinde Ich aktuell die Beziehung zu meinem Therapeuten?

....

....

Allgemeine Fragen an den Therapeuten:

....

....

....

....

Antworten des Therapeuten:

....

....

....

Ergebnisse

Das ist die gemeinsam erarbeitete Lösung:

....

....

....

....

....

....

....

....

Andere Ergebnisse, Vorschläge & Tipps aus der Sitzung:

....

....

....

....

....

Das würde ich gerne ansprechen, traue mich aber (noch) nicht:

....

....

Im Anschluss an die Sitzung habe ich es doch gefragt?

☐ ja   ☐ nein

Das möchte ich das nächste Mal fragen:

....

....

....

....

Weitere Notizen und Gedanken:

....

....

....

....

....

Meine .... Sitzung

Datum: Dauer:

Uhrzeit: Wochentag:

Nächste Sitzung am:

Thema der Sitzung: ....
....

Von welchen wichtigen Erlebnissen/ Situation möchte Ich erzählen?

....

....

....

....

....

....

....

Welche Probleme beschäftigen mich im Moment?

....

....

....

....

Wie empfinde Ich aktuell die Beziehung zu meinem Therapeuten?

....

....

Allgemeine Fragen an den Therapeuten:

....

....

....

....

Antworten des Therapeuten:

....

....

....

Ergebnisse

Das ist die gemeinsam erarbeitete Lösung:

....

....

....

....

....

....

....

....

Andere Ergebnisse, Vorschläge & Tipps aus der Sitzung:

....

....

....

....

....

Das würde ich gerne ansprechen, traue mich aber (noch) nicht:

. . . .

. . . .

Im Anschluss an die Sitzung habe ich es doch gefragt?

☐ ja   ☐ nein

Das möchte ich das nächste Mal fragen:

. . . .

. . . .

. . . .

. . . .

Weitere Notizen und Gedanken:

. . . .

. . . .

. . . .

. . . .

. . . .

Meine .... Sitzung

Datum: Dauer:

Uhrzeit: Wochentag:

Nächste Sitzung am:

Thema der Sitzung: ....
....

Von welchen wichtigen Erlebnissen/ Situation möchte Ich erzählen?

....

....

....

....

....

....

....

Welche Probleme beschäftigen mich im Moment?

....

....

....

....

Wie empfinde Ich aktuell die Beziehung zu meinem Therapeuten?

....

....

Allgemeine Fragen an den Therapeuten:

....

....

....

....

Antworten des Therapeuten:

....

....

....

Ergebnisse

Das ist die gemeinsam erarbeitete Lösung:

....

....

....

....

....

....

....

....

Andere Ergebnisse, Vorschläge & Tipps aus der Sitzung:

....

....

....

....

....

Das würde ich gerne ansprechen,
traue mich aber (noch) nicht:

....

....

Im Anschluss an die Sitzung habe
ich es doch gefragt?

☐ ja   ☐ nein

Das möchte ich das
nächste Mal fragen:

....

....

....

....

Weitere Notizen und Gedanken:

....

....

....

....

....

Meine .... Sitzung

Datum: Dauer:

Uhrzeit: Wochentag:

Nächste Sitzung am:

Thema der Sitzung: ....
....

Von welchen wichtigen Erlebnissen/
Situation möchte Ich erzählen?

....

....

....

....

....

....

....

Welche Probleme beschäftigen mich im Moment?

....

....

....

....

Wie empfinde Ich aktuell die Beziehung zu meinem Therapeuten?

....

....

Allgemeine Fragen an den Therapeuten:

....

....

....

....

Antworten des Therapeuten:

....

....

....

Ergebnisse

Das ist die gemeinsam erarbeitete
Lösung:

....

....

....

....

....

....

....

....

Andere Ergebnisse, Vorschläge &
Tipps aus der Sitzung:

....

....

....

....

....

Das würde ich gerne ansprechen,
traue mich aber (noch) nicht:

· ·

· ·

Im Anschluss an die Sitzung habe
ich es doch gefragt?

☐ ja   ☐ nein

Das möchte ich das
nächste Mal fragen:

· ·

· ·

· ·

· ·

Weitere Notizen und Gedanken:

· ·

· ·

· ·

· ·

· ·

Meine .... Sitzung

Datum: Dauer:

Uhrzeit: Wochentag:

Nächste Sitzung am:

Thema der Sitzung: ....
....

Von welchen wichtigen Erlebnissen/ Situation möchte Ich erzählen?

....

....

....

....

....

....

....

....

Welche Probleme beschäftigen mich im Moment?

....

....

....

....

Wie empfinde Ich aktuell die Beziehung zu meinem Therapeuten?

....

....

Allgemeine Fragen an den Therapeuten:

....

....

....

....

Antworten des Therapeuten:

....

....

....

Ergebnisse

Das ist die gemeinsam erarbeitete Lösung:

· ·

· ·

· ·

· ·

· ·

· ·

· ·

· ·

Andere Ergebnisse, Vorschläge & Tipps aus der Sitzung:

· ·

· ·

· ·

· ·

Das würde ich gerne ansprechen, traue mich aber (noch) nicht:

. . . .

. . . .

Im Anschluss an die Sitzung habe ich es doch gefragt?

☐ ja ☐ nein

Das möchte ich das nächste Mal fragen:

. . . .

. . . .

. . . .

. . . .

Weitere Notizen und Gedanken:

. . . .

. . . .

. . . .

. . . .

. . . .

Meine .... Sitzung

Datum: Dauer:

Uhrzeit: Wochentag:

Nächste Sitzung am:

Thema der Sitzung: ....

....

Von welchen wichtigen Erlebnissen/ Situation möchte Ich erzählen?

....

....

....

....

....

....

....

Welche Probleme beschäftigen mich im Moment?

....

....

....

....

Wie empfinde Ich aktuell die Beziehung zu meinem Therapeuten?

....

....

Allgemeine Fragen an den Therapeuten:

....

....

....

....

Antworten des Therapeuten:

....

....

....

Ergebnisse

Das ist die gemeinsam erarbeitete
Lösung:

....

....

....

....

....

....

....

....

Andere Ergebnisse, Vorschläge &
Tipps aus der Sitzung:

....

....

....

....

....

Das würde ich gerne ansprechen,
traue mich aber (noch) nicht:

....

....

Im Anschluss an die Sitzung habe
ich es doch gefragt?

☐ ja   ☐ nein

Das möchte ich das
nächste Mal fragen:

....

....

....

....

Weitere Notizen und Gedanken:

....

....

....

....

....

Meine .... Sitzung

Datum: Dauer:

Uhrzeit: Wochentag:

Nächste Sitzung am:

Thema der Sitzung: ....
....

Von welchen wichtigen Erlebnissen/
Situation möchte Ich erzählen?

....
....
....
....
....
....
....

Welche Probleme beschäftigen mich im Moment?

....

....

....

....

Wie empfinde Ich aktuell die Beziehung zu meinem Therapeuten?

....

....

Allgemeine Fragen an den Therapeuten:

....

....

....

....

Antworten des Therapeuten:

....

....

....

Ergebnisse

Das ist die gemeinsam erarbeitete
Lösung:

....

....

....

....

....

....

....

....

Andere Ergebnisse, Vorschläge &
Tipps aus der Sitzung:

....

....

....

....

....

Das würde ich gerne ansprechen,
traue mich aber (noch) nicht:

....

....

Im Anschluss an die Sitzung habe
ich es doch gefragt?

☐ ja   ☐   nein

Das möchte ich das
nächste Mal fragen:

....

....

....

....

Weitere Notizen und Gedanken:

....

....

....

....

....

Meine .... Sitzung

Datum: Dauer:

Uhrzeit: Wochentag:

Nächste Sitzung am:

Thema der Sitzung: ....
....

Von welchen wichtigen Erlebnissen/
Situation möchte Ich erzählen?

....

....

....

....

....

....

....

....

Welche Probleme beschäftigen mich im Moment?

....

....

....

....

Wie empfinde Ich aktuell die Beziehung zu meinem Therapeuten?

....

....

Allgemeine Fragen an den Therapeuten:

....

....

....

....

Antworten des Therapeuten:

....

....

....

Ergebnisse

Das ist die gemeinsam erarbeitete Lösung:

....

....

....

....

....

....

....

....

Andere Ergebnisse, Vorschläge & Tipps aus der Sitzung:

....

....

....

....

....

Das würde ich gerne ansprechen,
traue mich aber (noch) nicht:

. . . .

. . . .

Im Anschluss an die Sitzung habe
ich es doch gefragt?

☐ ja   ☐   nein

Das möchte ich das
nächste Mal fragen:

. . . .

. . . .

. . . .

. . . .

Weitere Notizen und Gedanken:

. . . .

. . . .

. . . .

. . . .

. . . .

Meine .... Sitzung

Datum: Dauer:

Uhrzeit: Wochentag:

Nächste Sitzung am:

Thema der Sitzung: ....
....

Von welchen wichtigen Erlebnissen/ Situation möchte Ich erzählen?

....

....

....

....

....

....

....

Welche Probleme beschäftigen mich im Moment?

....

....

....

....

Wie empfinde Ich aktuell die Beziehung zu meinem Therapeuten?

....

....

Allgemeine Fragen an den Therapeuten:

....

....

....

....

Antworten des Therapeuten:

....

....

....

Ergebnisse

Das ist die gemeinsam erarbeitete Lösung:

....

....

....

....

....

....

....

....

Andere Ergebnisse, Vorschläge & Tipps aus der Sitzung:

....

....

....

....

....

Das würde ich gerne ansprechen,
traue mich aber (noch) nicht:

....

....

Im Anschluss an die Sitzung habe
ich es doch gefragt?

☐ ja ☐ nein

Das möchte ich das
nächste Mal fragen:

....

....

....

....

Weitere Notizen und Gedanken:

....

....

....

....

....

Meine .... Sitzung

Datum: Dauer:

Uhrzeit: Wochentag:

Nächste Sitzung am:

Thema der Sitzung: ....
....

Von welchen wichtigen Erlebnissen/
Situation möchte Ich erzählen?

....
....
....
....
....
....
....
....

Welche Probleme beschäftigen mich im Moment?

....

....

....

....

Wie empfinde Ich aktuell die Beziehung zu meinem Therapeuten?

....

....

Allgemeine Fragen an den Therapeuten:

....

....

....

....

Antworten des Therapeuten:

....

....

....

Ergebnisse

Das ist die gemeinsam erarbeitete Lösung:

....

....

....

....

....

....

....

....

Andere Ergebnisse, Vorschläge & Tipps aus der Sitzung:

....

....

....

....

....

Das würde ich gerne ansprechen, traue mich aber (noch) nicht:

....

....

Im Anschluss an die Sitzung habe ich es doch gefragt?

☐ ja   ☐ nein

Das möchte ich das nächste Mal fragen:

....

....

....

....

Weitere Notizen und Gedanken:

....

....

....

....

....

Meine .... Sitzung

Datum: Dauer:

Uhrzeit: Wochentag:

Nächste Sitzung am:

Thema der Sitzung:...........................

....

Von welchen wichtigen Erlebnissen/ Situation möchte Ich erzählen?

....

....

....

....

....

....

....

Welche Probleme beschäftigen mich im Moment?

....

....

....

....

Wie empfinde Ich aktuell die Beziehung zu meinem Therapeuten?

....

....

Allgemeine Fragen an den Therapeuten:

....

....

....

....

Antworten des Therapeuten:

....

....

....

Ergebnisse

Das ist die gemeinsam erarbeitete Lösung:

....

....

....

....

....

....

....

....

Andere Ergebnisse, Vorschläge & Tipps aus der Sitzung:

....

....

....

....

....

Das würde ich gerne ansprechen, traue mich aber (noch) nicht:

....

....

Im Anschluss an die Sitzung habe ich es doch gefragt?

☐ ja   ☐ nein

Das möchte ich das nächste Mal fragen:

....

....

....

....

Weitere Notizen und Gedanken:

....

....

....

....

....

Meine .... Sitzung

Datum: Dauer:

Uhrzeit: Wochentag:

Nächste Sitzung am:

Thema der Sitzung: ....
....

Von welchen wichtigen Erlebnissen/
Situation möchte Ich erzählen?

....

....

....

....

....

....

....

Welche Probleme beschäftigen mich im Moment?

....

....

....

....

Wie empfinde Ich aktuell die Beziehung zu meinem Therapeuten?

....

....

Allgemeine Fragen an den Therapeuten:

....

....

....

....

Antworten des Therapeuten:

....

....

....

Ergebnisse

Das ist die gemeinsam erarbeitete Lösung:

....

....

....

....

....

....

....

....

Andere Ergebnisse, Vorschläge & Tipps aus der Sitzung:

....

....

....

....

....

Das würde ich gerne ansprechen,
traue mich aber (noch) nicht:

....

....

Im Anschluss an die Sitzung habe
ich es doch gefragt?

☐ ja   ☐ nein

Das möchte ich das
nächste Mal fragen:

....

....

....

....

Weitere Notizen und Gedanken:

....

....

....

....

....

Dieses Tagebuch gehört:

....

www.ingramcontent.com/pod-product-compliance
Lightning Source LLC
Chambersburg PA
CBHW030710220526
45463CB00005B/1991